MARIE CURIE

De la découverte du radium à la radiothérapie

Par Justine Dutertre
Sous la direction d'Aurélie Le Floch

50MINUTES.fr

DEVENEZ INCOLLABLE
EN HISTOIRE !

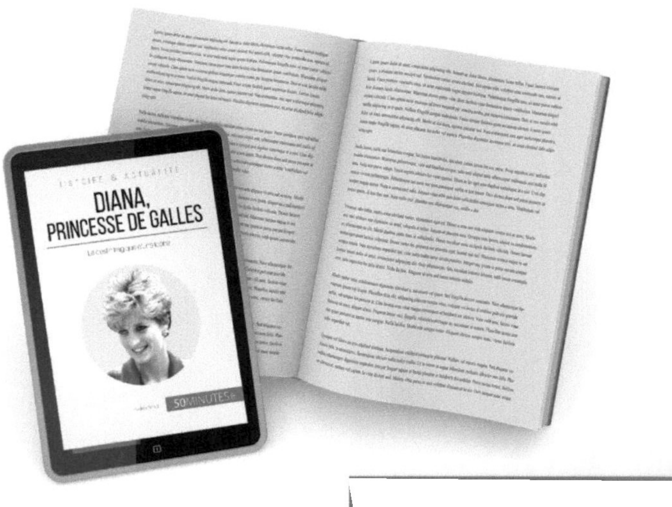

MARIE CURIE

UNE VIE CONSACRÉE À LA RECHERCHE SUR LA RADIOACTIVITÉ

- **Naissance ?** Le 7 novembre 1867 à Varsovie (Royaume du Congrès, actuelle Pologne)
- **Mort ?** Le 4 juillet 1934 à Passy (Haute-Savoie, France)
- **Inventions notoires ?**
  - Découverte du radium et du polonium avec son mari, Pierre Curie (1898)
  - Découverte de la radioactivité et définition de ce phénomène
- **Répercussions de ses inventions ?**
  - Mise au point de traitements innovants contre le cancer
  - Le prix Nobel de physique (1903) et le prix Nobel de chimie (1911) lui sont décernés

Personnalité marquante du tournant scientifique entre le XIXe et le XXe siècle, Marie Curie a bouleversé le monde de la recherche. Par ses travaux sur la radioactivité, elle a permis de dépasser les croyances qui, pendant des siècles, considéraient la matière comme insécable et immuable. Or les propriétés intrinsèques du polonium et du radium, deux éléments chimiques, leur permettent d'émettre un rayonnement par eux-mêmes : cette découverte ouvre de formidables perspectives sur le plan médical.

Pleine d'ambitions, Marie Curie quitte sa Pologne natale pour suivre des études en France dans une pauvreté extrême et, qui plus est, dans un milieu misogyne et très fermé : si la société de son temps contraint déjà beaucoup les femmes, le monde scientifique peine encore davantage à les accepter et à leur donner du crédit. Têtue et forgée par les contraintes qu'on lui impose depuis son enfance, Marie Curie fait preuve d'une force de caractère extraordinaire qui lui confère tout l'acharnement dont elle est capable.

Avec Pierre Curie (1859-1906), elle forme, plus qu'un couple, un duo fusionnel : à la fois partenaires de travail et de vie, ils se soutiennent et se stimulent pour le meilleur et pour le pire. Marie, en plus d'être la scientifique de renommée mondiale que l'on connaît, est une femme de poigne : féministe de l'ombre et mère moderne avant l'heure, c'est avec courage qu'elle reprend le chemin du laboratoire sitôt après ses deux grossesses. Jusqu'à sa mort en 1934, elle n'a de cesse de se battre pour ses idéaux et fait considérablement avancer tant l'histoire de la médecine que celle des féministes.

BIOGRAPHIE

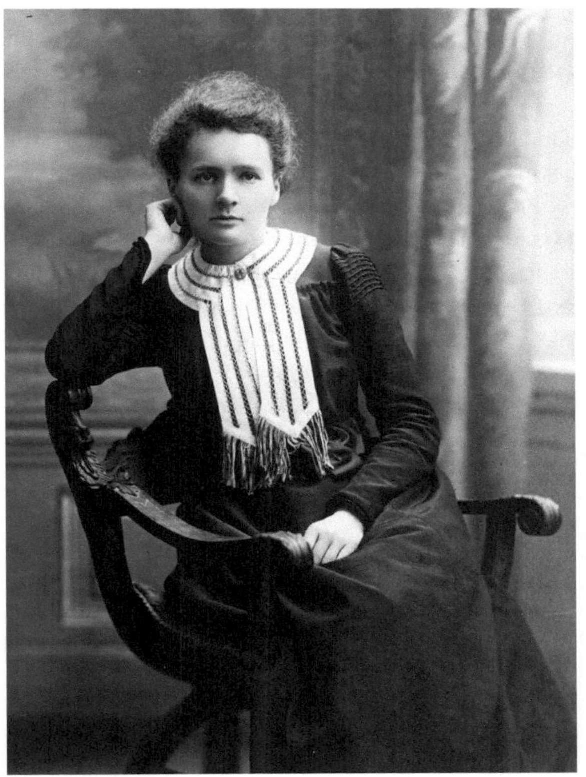

Marie Curie, vers 1903.

UNE ENFANCE HEUREUSE MAIS MARQUÉE PAR DES DRAMES

Marie Curie, née Marya Salomea Sklodowska, voit le jour le 7 novembre 1967 à Varsovie. Elle est la dernière d'une famille qui comptait déjà quatre enfants. Son père, Wladyslaw Sklodowski (1832-1902), est professeur de mathématiques et passionné de physique (qu'il enseigne également) ; sa mère, Bronislawa Sklodowska (décédée en 1878), exerce la profession d'institutrice avant de contracter la tuberculose. L'enfance de Marya est marquée par la présence de parents aimants mais incapables de lui manifester de la tendresse. Sa mère, qui cache sa maladie, ne prend jamais ses enfants dans ses bras ou ne les embrasse pas : de sa souffrance, ces derniers ignorent tout.

La jeune Marya est une enfant précoce : à 4 ans déjà, elle sait lire parfaitement. Ses parents, prudents, tentent en vain de lui cacher les ouvrages remplis de savoir afin qu'elle n'« abîme » pas son jeune cerveau, et pour préserver chez elle une part d'innocence. Souvent, elle contemple les tubes à essai et le matériel de sciences physiques de son père, rangé dans une vitrine du salon familial, irrésistiblement attirée par ces objets.

En seulement deux ans, Marya perd sa mère et sa sœur Zofia (qui succombe au typhus). Elle se réfugie alors dans ce qu'elle sait le mieux faire : étudier à l'Université volante, principalement les mathématiques.

LES PREMIÈRES ANNÉES
D'UNE ÉLÈVE BRILLANTE

Plus tard, devenue préceptrice pour une famille de riches cultivateurs, Marya enseigne clandestinement à toute une classe qu'elle s'est constituée en province. Avec sa sœur Bronia, de trois ans son aînée, elle conclut un pacte : Bronia partira la première faire ses études à Paris et Marya travaillera pour subvenir, avec leur père, aux besoins de celle-ci. Puis, quand elle sera bien installée, Marya la rejoindra dans la capitale française et se fera à son tour entretenir par sa sœur, pour pouvoir étudier. Marya reste ainsi préceptrice trois années durant, avant de regagner Varsovie pour enseigner.

En 1891, n'y tenant plus, Marya part pour Paris. À son arrivée en France, elle francise son prénom en Marie et entre à la faculté des sciences de la Sorbonne, où elle travaille plus que de raison pour combler ses lacunes. Sa sœur s'est mise en ménage avec un jeune homme d'origine polonaise, Casimir Dluski. Le couple héberge l'étudiante dans son appartement rue d'Allemagne, mais cette situation se révèle vite oppressante pour Marie : Bronia devenue gynécologue et son mari médecin, les deux praticiens reçoivent fréquemment des patients dans l'appartement. Marie emménage donc dans une chambre de bonne au sixième étage, sans eau courante, ni chauffage, ni électricité, mais au calme – et, surtout, beaucoup plus près de l'université.

Pendant trois ans, Marie travaille d'arrache-pied. Seuls comptent ses cours et ses révisions. Elle vit dans le dénuement ; bien souvent, elle ne se nourrit que de pain beurré et de thé. Elle achète parfois un peu de charbon pour se chauffer, mais dort la plupart du temps dans une atmosphère glaciale, enfouie sous tous les vêtements qu'elle possède. Cependant, Marie ne se plaint jamais de son existence spartiate : pourtant, son beau-frère la trouve plus d'une fois évanouie de froid ou de faim dans sa modeste chambre.

UNE ÉTUDIANTE MODÈLE MAIS REBELLE

Marie acquiert bientôt une parfaite maîtrise de la langue française, et son acharnement au travail est continu : elle suit avec passion les cours des physiciens Gabriel Lippmann (1845-1921) et Edmond Bouty (1846-1922), ainsi que des mathématiciens Paul Painlevé (1863-1933) et Paul Appell (1855-1930). Ses efforts paient rapidement. En juillet 1893, une première étape est franchie, qui la couronne de succès : elle obtient sa licence de physique, classée première de sa promotion. Durant ce même été, elle remporte la bourse d'études Alexandrovitch, 600 roubles providentiels destinés aux étudiants polonais les plus méritants pour leurs études à l'étranger. L'été suivant, en 1894, elle est aussi licenciée ès mathématiques, deuxième de sa promotion.

Marie rejoint l'équipe de Gabriel Lippmann dans le premier laboratoire de physique français. Là, on lui confie des travaux sur les propriétés magnétiques des différents aciers, une étude qui la passionne. Mais, rebelle dans l'âme, la jeune femme souhaiterait développer ses propres recherches. Józef Kowalski (1866-1927), de l'Université de Fribourg (Suisse), lui présente lors d'un dîner Pierre Curie, 35 ans, chef des travaux de physique à l'école municipale de physique et de chimie industrielle, qui s'intéresse lui aussi aux propriétés magnétiques des métaux. Une étroite relation se noue entre eux, entre attirance physique, intellectuelle, affective et spirituelle. Pierre et Marie se marient le 26 juillet 1895 ; ils travailleront désormais ensemble vers les mêmes objectifs, efficaces et assidus, unis par le goût du labeur.

En 1895-1896, Marie prépare l'agrégation, précieux sésame pour enseigner aux jeunes filles de la section de mathématiques. Elle est reçue première mais cela ne lui fait pas perdre de vue son objectif principal : préparer une thèse de doctorat. Le 12 septembre 1897, elle donne naissance à Irène, sa première fille. Travailleuse sans concession, Marie se remet immédiatement à l'ouvrage, prodiguant tendresse et soins à son enfant mais la confiant presque chaque jour à une nourrice pour pouvoir continuer ses recherches.

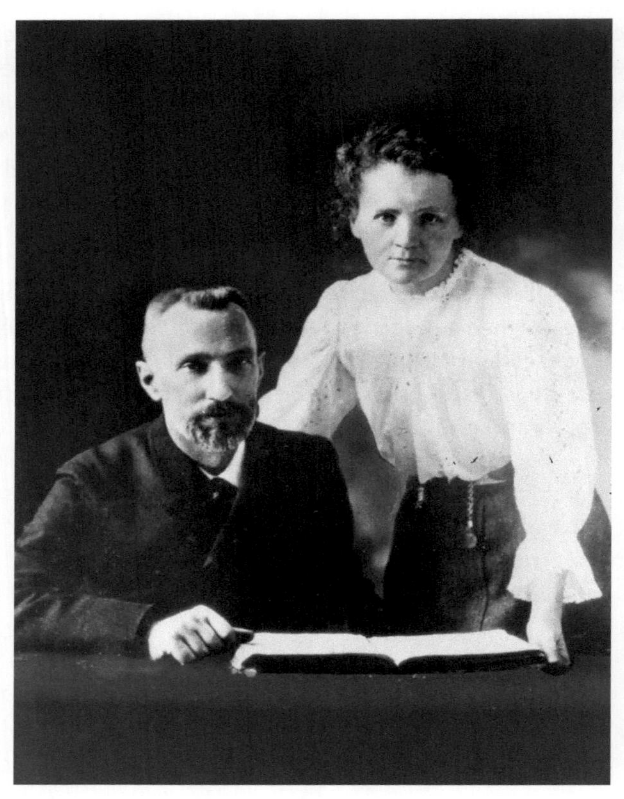

Pierre et Marie Curie, 1903.

VERS LA DÉCOUVERTE DU RADIUM

Marie Curie tâtonne pour trouver un sujet de thèse. Si les rayons X découverts par Wilhelm Röntgen (physicien allemand, 1845-1923) en 1895 font alors beaucoup parler d'eux, ce n'est pas encore le cas des rayons découverts – mais pas totalement expliqués – par Henri Becquerel. Dès 1897, Marie travaille sur ce fameux « rayonnement uranique » de Becquerel qu'on pense émis seulement par l'uranium, s'attachant à quantifier ses capacités ionisantes (c'est-à-dire son aptitude à ajouter ou retirer des charges à un atome) sur l'air. Elle élabore un protocole de mesure nouveau qui utilise l'électromètre piézoélectrique mis au point par Pierre Curie et son frère Jacques (instrument qui permet d'étudier la radioactivité de différentes substances actives ainsi que son intensité).

LA FAMILLE BECQUEREL

Né à Paris en 1852, Henri Becquerel est le petit-fils du physicien français Antoine Becquerel (1788-1878). Son grand-père avait réalisé de grandes avancées dans la recherche sur l'électricité, ses progrès et ses applications. Quant à son père, Edmond Becquerel (physicien français, 1820-1891), il travaillait sur la spectrographie. Henri découvre la radioactivité en étudiant les sels d'uranium, en 1896. Après de nombreux travaux aux côtés des Curie, il décède au Croisic (Loire-Atlantique) en 1908.

Marie émet rapidement l'hypothèse que ce rayonnement spontané est une propriété atomique et que, si l'uranium la possède, ce doit aussi être le cas d'autres corps. Elle se penche donc sur l'étude de tous les corps chimiques connus et observe que le thorium, comme l'uranium, produit des rayons. Après d'âpres travaux, elle découvre aussi un nouvel élément émettant encore plus de ce qu'elle nomme « radioactivité ». Pourtant, si elle le voit au microscope, elle ne parvient pas à l'isoler pour démontrer son existence.

Pierre Curie abandonne alors tous ses travaux en cours pour aider son épouse. À force de persévérance, les époux finissent par trouver cette substance très radioactive dans un minerai d'uranium appelé « pechblende ». En hommage à sa Pologne natale, Marie lui donne le nom de « polonium ». Quelques jours plus tard, le couple isole le radium, encore plus actif. Reste à prouver l'existence de ces deux substances au monde scientifique, pour qui cette découverte n'est encore que théorique.

DU LABORATOIRE VÉTUSTE À LA CHAIRE DE PROFESSEUR À LA SORBONNE

Inlassablement, le couple Curie consacre ses jours et une partie de ses nuits à l'extraction du radium. Au départ, la difficulté est double : trouver assez de minerai à exploiter (l'acheter reviendrait trop cher) et un lieu de travail. Rue Lhomond, dans la cour de l'école de Physique, se trouve un vieux hangar désaffecté et délabré, ancienne salle de dissection. L'établissement accorde aux Curie le droit de s'en servir et ils s'en réjouissent, malgré un confort plus que rudimentaire. Bientôt, une excellente nouvelle arrive d'Autriche : le gouvernement met à leur disposition une tonne de résidus de pechblende, pour lesquels ils n'ont à financer que le transport vers Paris.

Sans jamais rechigner à la tâche, Marie s'occupe du « gros-œuvre » dans la cour tandis que Pierre manipule fioles et tubes à essai. Les manches relevées, son tablier et ses mains abîmés par les acides, elle remue des heures durant la matière qui bout dans une grande bassinoire de fonte, au milieu d'une fumée épaisse. Elle cherche ainsi à obtenir des sels de radium purs. En 1902, près de quatre ans après avoir annoncé la probabilité de l'existence de cet élément, Marie parvient enfin à en préparer un décigramme et fait la première détermination de son poids atomique. En effet, les scientifiques de l'époque doutaient toujours de l'existence du radium. Ils considéraient que si son poids atomique n'était pas déterminé avec précision, alors il n'existait pas. Marie et Pierre Curie se sont attachés à en extraire un dé-cigramme pour pouvoir l'isoler et déterminer précisément ses propriétés. Grâce à ce travail acharné, c'est à présent officiel : le radium existe bel et bien !

Le 25 juin 1903, Marie peut enfin soutenir sa thèse et, le 10 décembre de la même année, elle reçoit avec Henri Becquerel et Pierre le prestigieux prix Nobel de physique. Elle est la première femme à recevoir ce prix prestigieux, toutes disciplines confondues, mais aussi la première lau-réate de la médaille Davy, décernée par la Royal Society, qui récompense des travaux dans le domaine de la chimie. Le 10 décembre 1911, Marie obtiendra son second prix Nobel, de chimie cette fois, pour ses travaux sur le radium et le polonium. C'est la première personne qui reçoit deux prix Nobel pour ses travaux.

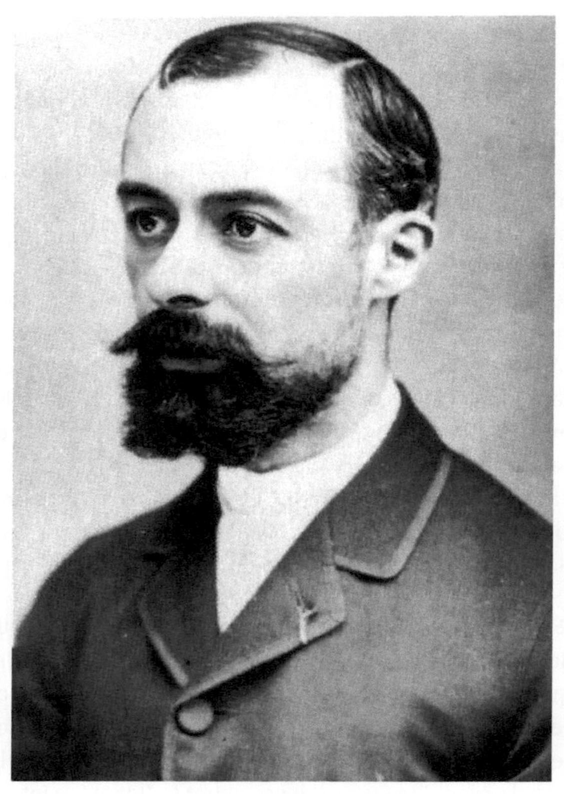

Henri Becquerel, XIXe siècle.

Entre-temps, Marie met au monde sa seconde fille, Ève (1904-2007) puis Pierre perd la vie brutalement deux ans plus tard, renversé par une voiture à cheval. Marie en reste bouleversée mais n'abandonne pas pour autant sa vocation. Elle devient cette année-là la première femme professeure à la Sorbonne (et plus seulement chargée de cours), reprenant la chaire de physique laissée vacante par son mari. Elle est titularisée en 1908 et la chaire est alors renommée « de physique générale et radioactivité ». Marie Curie tiendra ce poste jusqu'en 1934.

L'INSTITUT DU RADIUM ET LA RECHERCHE CONTRE LE CANCER

Marie se souvient que, lors de ses travaux avec Pierre, celui-ci avait observé les effets de la radioactivité sur sa propre peau, constatant des brûlures mais aussi la guérison de certaines plaies. Les époux avaient pratiqué des expériences sur des animaux et avaient alors observé la dégradation de tumeurs cancéreuses sous l'effet du rayonnement. Néanmoins, ils n'avaient pas souhaité breveter le procédé, dévoilant l'intégralité de leurs travaux sur les propriétés de la radioactivité aux chercheurs intéressés. En effet, ils considéraient comme contraire à l'esprit scientifique le fait de monnayer leurs découvertes, même si cela aurait pu leur permettre de financer le laboratoire de recherches qu'ils souhaitaient ouvrir depuis si longtemps.

Fin 1909, le professeur Émile Roux (1853-1933), directeur de l'Institut Pasteur, propose la création d'un institut dédié au radium (qui deviendra, plus tard, l'Institut Curie), consacré à la recherche médicale contre le cancer et au développement des soins par radiothérapie. Le chantier s'achève en 1914. Émile Roux impose une codirection confiée à Marie Curie et Claudius Regaud (médecin et biologiste français, 1870-1940). Celui-ci pourrait en effet contribuer à entreprendre des thérapies croisées, mêlant rayons X et radiothérapie. La Première Guerre mondiale (1914-1918) suspend pour un temps les activités de l'Institut. Marie se montre très active dans les soins aux blessés, mobilisant des voitures pour créer des postes de radiographie mobiles, d'une utilité précieuse pour détecter les balles perdues dans les corps et les séquelles des blessures.

En 1918, les recherches reprennent à l'Institut du radium, et Marie est secondée par sa fille Irène. Nombre d'étudiants et physiciens étrangers arrivent du monde entier pour se former à la radiothérapie, notamment des femmes. Se souvenant de ses propres difficultés d'accès aux études supérieures, Marie Curie contribue, en les accueillant, à leur émancipation. Elle connaît une popularité rarement atteinte. En 1921, une journaliste américaine, Marie Meloney (1878-1943), récolte 100 000 dollars auprès des femmes de son pays afin d'aider Marie Curie à acheter un gramme de radium pur pour l'Institut. Marie effectue alors son premier voyage aux États-Unis, où elle reçoit tous les honneurs. Elle se lie d'amitié avec Albert Einstein (physicien d'origine allemande, 1879-1955), s'engageant à ses côtés dans la Commission internationale de Coopération intellectuelle, un organe de la Société des Nations chargé de coordonner les travaux et les relations scientifiques à l'échelle internationale.

Surexposée aux éléments radioactifs depuis 1898, Marie Curie se doute dès le début des années vingt qu'ils sont responsables de ses problèmes de santé (elle souffre notamment des yeux et des oreilles et subit diverses opérations à partir de 1923) mais semble quelque peu réticente à évoquer les dangers de la radioactivité. Atteinte d'une leucémie induite par la radioactivité, elle devient de plus en plus faible et se rend au sanatorium Sancellemoz de Passy (Haute-Savoie) le 29 juin 1934. Elle y décède le 4 juillet, après de grandes souffrances à force de bronchites et de grippes.

CONTEXTE

LA DIFFICULTÉ DES FEMMES À ACCÉDER AU SAVOIR ET À L'INSTRUCTION

À la fin du XIXe siècle, la Pologne est sous domination russe. La tutelle de la Russie a commencé en 1815 avec le règne de l'empereur Alexandre Ier (1777-1825) puis s'est poursuivie sous celui de Nicolas Ier (1796-1855). Dès 1831, la domination russe est totale ; la Pologne se trouve intégrée au Royaume du Congrès, établi en 1815 par le Congrès de Vienne et qui perdurera jusqu'en 1915 (date à laquelle l'armée russe abandonnera les terres de ce Royaume aux Allemands et aux Autrichiens).

Dans ce contexte, accéder à un savoir universel est plus qu'ardu pour les enfants polonais, le contenu de leur instruction étant fixé par les Russes. Cela est particulièrement vrai pour les jeunes filles qui n'ont pas accès aux études supérieures, les universités leur étant interdites. Se mettent alors en place des groupes d'étude clandestins, organisés par des professeurs polonais pour ces jeunes femmes qui ont bien compris que, de leur instruction, dépendra leur liberté de potentielles citoyennes libres – mais aussi pour les jeunes garçons de toutes origines sociales. L'Université volante (institution illégale créée en 1885 à la suite de la révolte polonaise réprimée par les Russes), à laquelle participe Marie Curie, est un exemple frappant de ces groupes d'étude. Elle instruit des milliers de femmes et d'hommes entre 1885 et 1905, en réaction à la domination russe. La romancière et dramaturge Zofia Nalkowska (1884-1954) et le médecin pédiatre JanuszKorczak (1878-1942) font également partie des illustres anciens disciples de cette université clandestine.

En France, la situation, si elle semble moins difficile, n'en est pas moins profondément sexiste : l'accès à l'université est autorisé pour les femmes depuis 1880 mais encore largement minoritaire, et les étudiantes ne sont pas considérées comme les égales des hommes, loin de là. En 1884, Clémence Royer (philosophe et scientifique française, 1830-1902) est la première femme à donner des cours à la Sorbonne, bien qu'on se refuse à la nommer « professeur ». Il en ira de même pour Marie Curie qui ne sera à ses débuts que « chargée de cours », avant d'être titularisée.

LA BELLE ÉPOQUE SOUS LE SIGNE DU DÉVELOPPEMENT INDUSTRIEL ET SCIENTIFIQUE

Un développement industriel sans précédent caractérise l'Europe de la fin du XIXe siècle (jusqu'au début de la Première Guerre mondiale). Les sciences et les technologies connaissent des progrès très rapides qui amènent de grands changements : la machine à vapeur, puis l'électricité, transforment les moyens de transport, tandis que la production industrielle et les systèmes de communication se développent à une vitesse considérable.

Le capitalisme non seulement se développe, mais règne rapidement en maître, et c'est toute la société qui s'en trouve changée : on afflue des campagnes vers les villes (exode rural) avec l'espoir de trouver du travail dans les usines, ce qui, du même coup, fait émerger la classe ouvrière. En parallèle, les progrès scientifiques et médicaux permettent de mieux lutter contre la mortalité, infantile notamment.

À l'orée du XXe siècle, une nouvelle physique se substitue à la physique classique : de l'échelle de l'observable par l'œil humain, on passe à un monde d'atomes et d'électrons, ce qui permet d'envisager des hypothèses sur l'univers tout entier et sa structure, sur l'étude de l'astrophysique. Ce changement s'opère pour deux raisons.

- D'une part, un effort considérable est fourni au niveau de l'enseignement scientifique à cette époque. Ainsi, des hommes comme Ernest Renan (philosophe français qui s'intéresse aux thèses de Darwin, 1823-1892) plaident pour une plus grande diffusion des sciences, sans qu'elles ne soient subordonnées aux études littéraires.
- D'autre part, la révolution industrielle européenne (XIXe siècle) permet un important progrès des sciences et des techniques, y compris dans le domaine de la méde-cine et de la physique : on cherche avant tout le progrès, dans tous les domaines… quitte à y parvenir de manière fortuite. Cela laisse le champ libre à des découvertes comme celles de Louis Pasteur (chimiste et biologiste français, 1822-1895), d'Einstein (physicien américain d'origine allemande, 1879-1955) plus tard…

Les anciennes théories du XIXe siècle s'effondrent en une dizaine d'années, ce qui permet l'émergence de différentes théories et avancées scientifiques.

- La théorie de la relativité d'Einstein.

- La théorie des quanta de Max Planck (physicien allemand, 1858-1947) qui veut modéliser le comportement de l'énergie à petite échelle.
- La théorie des rayonnements uraniques d'Henri Becquerel (physicien français, 1852-1908).
- L'électrolyse (méthode permettant de réaliser des réactions chimiques grâce à une activation électrique), qui devient un procédé largement utilisé dans la préparation des métaux.
- L'apparition des premières matières plastiques, comme la bakélite, et de la télégraphie sans fil (TSF) d'Édouard Branly (physicien et médecin français, 1844-1940).

La Grande Guerre amènera les pouvoirs publics à favoriser encore davantage le développement de telles avancées scientifiques, pour contrer la suprématie allemande.

UN ESPRIT FÉMINISTE

Un vent progressiste se lève sur la France du début du XXᵉ siècle. Avec la formation de la classe ouvrière émergent des luttes pour la justice, l'égalité des droits et l'équité dans le monde du travail. Ce besoin de reconnaissance ouvre la voie aux féministes qui trouvent chez leurs consœurs britanniques, les célèbres « suffragettes », un modèle de lutte et de courage.

UN COMBAT FÉMINISTE ACHARNÉ

Les suffragettes sont des militantes de la *Women's Social and Political Union*. Ce mouvement, qui prend racine au Royaume-Uni en 1903, a principalement pour but de permettre aux femmes d'accéder au droit de vote. Cette revendication pour l'égalité politique des deux sexes passe par l'action, parfois spectaculaire : ainsi se permettent-elles d'interrompre des réunions publiques pour faire entendre leurs voix ou de s'enchaîner aux grilles du Parlement. Cette lutte sans merci est durement réprimée et voit bon nombre de suffragettes emprisonnées, violentées ou tuées. Pourtant, leur lutte n'est pas vaine : ces militantes obtiendront finalement gain de cause en 1918 quand le droit de vote est accordé aux femmes mariées de plus de 30 ans.

Un certain équilibre politique républicain est établi en France, qui permet à la société de partir en quête d'évolutions, plutôt que de stagner par crainte de nouveaux désordres. La France a achevé la première sa transition démographique ; elle est le pays le plus peuplé d'Europe. On parvient mieux à nourrir toute la population, à réduire la mortalité grâce à de grandes avancées médicales et, petit à petit, les femmes prennent leur destin en main pour accomplir ce qu'elles souhaitent.

C'est dans ce climat que Marie Curie va pouvoir se consacrer pleinement à ses recherches sur les rayons uraniques d'Henri Becquerel, en tant que femme de sciences reconnue.

TEMPS FORTS

L'INFLUENCE D'HENRI BECQUEREL

En 1896, Henri Becquerel avait observé que certains minerais, contenant de l'uranium, ont la propriété d'émettre un rayonnement présentant des caractéristiques communes avec les rayons X de Röntgen. En travaillant sur ce rayonnement, Becquerel s'est limité à découvrir qu'il était spontané et non pas dû à une « excitation » extérieure ; il a aussi pu mettre en avant certains de ses effets, comme le noircissement des plaques photographiques ou l'ionisation de l'air par la décharge d'un électroscope (par ce phénomène consistant à retirer les électrons d'atomes qui se transforment en ions, l'air ambiant devient électrique et décharge l'électroscope, appareil mesurant la charge électrique).

Lorsque Marie Curie choisit ce sujet, les travaux entrepris par son mari Pierre ne sont pas étrangers à sa décision : depuis 1880, il a découvert la piézoélectricité, propriété que possèdent certains corps de se polariser électriquement sous l'effet d'une contrainte mécanique. À partir de cette découverte, avec son frère Jacques, il a mis au point un système permettant de mesurer de très faibles quantités électriques. Cet appareil est constitué d'une chambre d'ionisation, sorte de détecteur de particules qui calcule la charge totale des électrons présents dans les ions, et d'un électromètre à quadrants. Il joue un rôle clé dans les prémices des mesures de la radioactivité : Pierre Curie a en effet évoqué l'idée que le rayonnement devait être mesuré avec une grande précision pour que l'on puisse identifier son origine. Ainsi le matériel conçu par son mari offre-t-il à Marie Curie la possibilité d'évoluer très rapidement dans ses recherches.

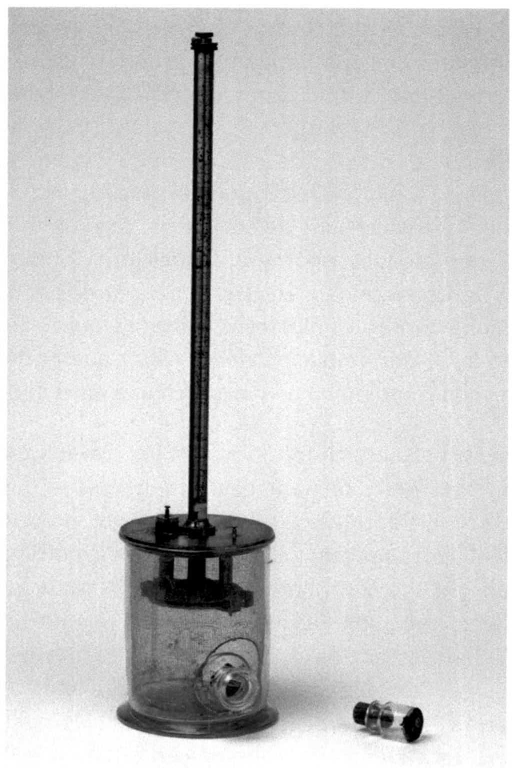

Électromètre à quadrants de Pierre Curie.

LA DÉCOUVERTE DE DEUX RADIOÉLÉMENTS

Grâce au matériel de Pierre Curie, il faut moins d'un an à Marie pour passer de la simple observation à la séparation du premier élément radioactif, le polonium, en juillet 1898, puis à la découverte du radium quelques mois plus tard. En théorie, le procédé d'extraction est plutôt simple : il suffit d'abord de déceler le rayonnement dans différents minerais, seuls l'uranium et thorium ayant la propriété d'émettre des rayons spontanément.

Cependant, la scientifique découvre une activité plus intense dans la pechblende, d'où l'uranium est extrait industriellement. Elle procède donc au fractionnement de ce minerai, selon un procédé qui s'apparente à la distillation. Une fois la pechblende chauffée avec des acides, elle devrait normalement obtenir ce qu'on appelle deux « fractions » : un résidu lourd (en moindre quantité) et une plus grande quantité d'un autre distillat, la fraction légère. Mais la tâche sera plus ardue qu'il n'y paraît au départ : les rayons ne se trouvent qu'en quantité infime dans le minerai, et il faut fractionner des quantités de roche énormes pour les observer. C'est un travail long et éreintant qui aboutit toutefois, à force d'acharnement, à la découverte successive de deux éléments nouveaux, le polonium et le radium. Le polonium est trouvé dans le distillat « léger » et le radium, beaucoup plus radioactif, dans le résidu « lourd », tous deux issus de la séparation des éléments de la pechblende.

Pour déterminer la masse atomique du radium, qu'elle réussit à isoler en 1910, Marie Curie prépare du chlorure de radium puis fait précipiter les ions chlorure avec un ajout de nitrate d'argent. En déterminant la masse du chlorure d'argent précipité, et connaissant déjà les masses atomiques du chlore et de l'argent, elle parvient à déduire la masse de chlore dans le chlorure de radium initial, et par simple soustraction, elle obtient la masse atomique du radium.

LA RADIOACTIVITÉ : UNE REMISE EN CAUSE DE CROYANCES BIEN ANCRÉES

La découverte d'éléments nouveaux, et de la radioactivité, bouleverse le monde scientifique. On assiste à une remise en cause profonde des grandes théories qui existaient depuis la Grèce antique. Celles-ci stipulaient que la matière est insécable et éternelle, et qu'il existe ainsi un nombre fini d'atomes stables. Elles voyaient l'Univers comme discontinu et composé tantôt de vide, tantôt de matière. Ainsi, pour les scientifiques de la fin du XIXe siècle, seul un procédé chimique aurait pu influencer l'activité des atomes. Or Marie Curie démontre que les rayonnements qu'elle a eu tant de mal à observer ne sont pas une propriété chimique, mais bel et bien physique.

LES DEUX PRIX NOBEL DE MARIE CURIE

Au mois de novembre 1903, la Société Royale de Londres octroie à Marie une distinction de marque : la médaille Davy, l'une des plus hautes récompenses dans le domaine scientifique. Souffrante, elle laisse Pierre se rendre pour elle à la cérémonie. Un mois plus tard, le 10 décembre, c'est la consécration ultime : l'Académie des Sciences de Stockholm annonce officiellement que le prix Nobel de Physique est attribué pour moitié à Henri Becquerel et pour moitié à Pierre et Marie Curie, pour l'ensemble de leurs recherches communes et leur découverte de la radioactivité. La récompense est de 70 000 francs or, une somme qui leur permet de se reposer un peu : Pierre décide de se consacrer à la recherche et quitte son poste à l'école de Physique, laissant sa place à Paul Langevin (philosophe des sciences et pédagogue français 1872-1946). Le couple embauche un préparateur et fait aussi de nombreux dons spontanés à des connaissances dans le besoin – des étudiants polonais, des garçons de laboratoire, une amie d'enfance de Marie – puis cotise pour des sociétés scientifiques.

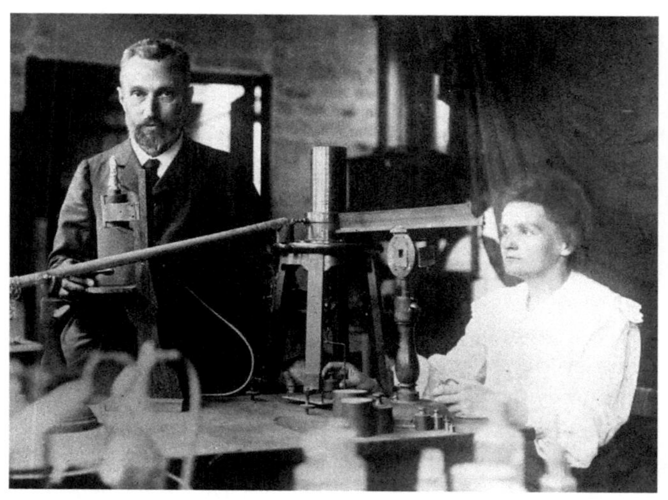

Pierre et Marie Curie dans leur laboratoire, vers 1904.

L'année 1911 est une année pour le moins faste pour le monde scientifique. En effet, du 30 octobre au 3 novembre se tient à Bruxelles, dans les locaux de l'Hôtel Métropole, la première édition de ce qui deviendra le cycle des Congrès Solvay. À l'initiative du chimiste et industriel belge Ernest Solvay (1838-1922), cette première conférence réunit tous les grands noms de la chimie (dont le physicien français Jean Perrin [1870-1942] et Einstein) et a pour thème « la théorie de la radiation et des quantas ». Là, les scientifiques peuvent débattre librement de tous les progrès et de leurs travaux en cours. Marie Curie est la seule femme présente, et en restera pendant longtemps l'unique figure féminine.

Plus tard, le 8 novembre 1911, après avoir subi la perte de

son mari et compagnon de travail, Marie Curie se voit attribuer le prix Nobel de chimie « en reconnaissance des services pour l'avancement de la chimie par la découverte de nouveaux éléments : le radium et le polonium, par l'étude de leur nature et de leurs composés » (« Marie Curie Physique et chimie – 1903/1911 », in *upmcf.fr*).

Cette récompense est toutefois reçue dans la douleur puisqu'à ce moment-là, Marie souffre d'une mauvaise réputation : on la dit « briseuse de ménages », on la soupçonne d'entretenir une relation avec Paul Langevin. Le scandale l'éclabousse, la presse se déchaîne et les pires insultes misogynes et xénophobes se déversent sur elle, petite Polonaise devenue « dangereuse » pour les bons ménages français. Malgré les incitations du comité Nobel à ne pas se déplacer pour aller chercher son prix, à cause de pressions politiques et du scandale dont elle fait l'objet, elle se rend à Stockholm.

RADIUM ET RADIOTHÉRAPIE :
UNE INTUITION DE GÉNIE
QUI RÉVOLUTIONNE LA MÉDECINE

Le radium suscite un enthousiasme grandissant jusqu'aux années 1940, grâce à ses propriétés radioactives. Il sera ainsi utilisé dans divers domaines, le plus connu étant la radiothérapie, mais aussi dans la pharmacologie et l'industrie, et entrera même dans la vie quotidienne.

Au début de l'année 1900, deux chercheurs allemands, Otto Walkhoff (1860-1934) et Friedrich Giesel (1852-1927), ont énoncé que le radium avait des propriétés physiologiques. Pierre Curie, intrigué, décide de collaborer avec des médecins pour étudier ces propriétés. Il expérimente les rayonnements du radium sur des animaux et découvre que cet élément est capable de soigner des plaies, voire d'éradiquer des tumeurs. Au mois de juin 1901, le savant publie, avec son partenaire de recherche Henri Becquerel, une note scientifique intitulée *Les effets physiologiques des rayons du radium* : la radiothérapie vient de voir le jour. On l'appelle à ce moment-là « radiumthérapie », ou encore « curiethérapie » quand elle est employée à l'intérieur de l'organisme.

Outre le traitement des cancers, ces nouvelles techniques donnent des résultats très encourageants pour diverses affections cutanées, et la médecine, avec plus ou moins de succès, met de l'espoir dans le radium pour un panel très large de maladies que l'on ne sait guérir à l'époque (dont la tuberculose). Le monde entier connaît ainsi un engouement sans précédent pour la curiethérapie, à la fois précise, efficace, et qui peut être induite à de hautes concentrations. Avec le couple Curie, une page de la médecine se tourne : une arme contre le cancer est née.

LA RADIOACTIVITÉ EN MÉDECINE

En curiethérapie, les médecins utilisent des aiguilles ou des pansements applicateurs pour mettre plaies et tumeurs en contact avec le précieux radioélément. La source radioactive utilisée pour soigner, scellée, est appliquée ou introduite directement dans la zone à traiter, par exemple dans le cas de cancers du col de l'utérus ou de la prostate. *A contrario*, en radiothérapie, c'est le corps du patient qui est traité en le plaçant à une certaine distance du rayonnement, ce qui rend le procédé un peu moins efficace, notamment si le malade bouge pendant l'irradiation.

D'AUTRES FINS THÉRAPEUTIQUES

Si le radium se révèle d'une efficacité redoutable dans la lutte contre le cancer et les tumeurs, ce radioélément aura tôt fait de trouver un autre usage tout aussi salutaire. Ainsi fait-il également ses preuves à travers le procédé de radiographie, auquel la guerre de 1914donne tout son sens : la radiographie permet de localiser avec précision les balles perdues dans les corps des soldats blessés, et facilite les interventions chirurgicales pour les extraire.

Marie Curie, totalement investie dans l'effort de guerre, participe à la conception d'unités chirurgicales mobiles en réquisitionnant des voitures parmi les civils. 18 voitures de radiologie, surnommées les « petites Curie », seront ainsi envoyées sur le front. Aux blessés qui n'ont jamais entendu parler du procédé de radiographie et qui s'inquiètent de savoir si cela va être douloureux, Marie répond simplement, rassurante : « Ne vous inquiétez pas, c'est exactement comme de se faire prendre en photo. » (CURIE (Ève), *Madame Curie. Un condensé du livre d'Ève Curie*, Paris, Sélection du Reader's Digest, 1962, p. 112)

LA FIN DU RADIUM

Si la découverte du radium est une avancée notable dans la recherche contre le cancer, ses effets négatifs ne tardent pas à se faire sentir. Extrêmement radioactif (un million de fois plus que l'uranium), son utilisation provoque des ravages considérables, notamment parmi les personnels soignants qui le manipulent. En 1921, déjà, on commence à s'apercevoir de ses méfaits, et des mesures de sécurité drastiques sont rendues obligatoires : les murs des salles de radiothérapie doivent être doublés de plomb, et la manipulation du radium doit suivre un protocole bien particulier. Mais toutes ces précautions s'avéreront insuffisantes.

Il faut donc abandonner assez rapidement l'utilisation de radium naturel, au profit d'autres sources radioactives plus sûres. Irène Curie et son mari, Frédéric Joliot (physicien et chimiste français, 1900-1958), découvrent la radioactivité artificielle en 1934. Cette même année, le ministre en charge du travail classe les maladies issues de la fabrication des sels de radium dans la liste des maladies professionnelles reconnues. En 1937, son usage est interdit aux champs autres que la médecine. En radiothérapie, le radium est abandonné en 1976 et remplacé par deux éléments moins toxiques, l'iridium-192 et le césium-137.

RÉPERCUSSIONS

IRÈNE ET FRÉDÉRIC JOLIOT-CURIE : LA DÉCOUVERTE DE LA RADIOACTIVITÉ ARTIFICIELLE

Irène Curie a toujours été aux côtés de sa mère dans ses travaux de recherche, et se passionne elle aussi pour la physique, la chimie et la médecine. Au sortir de la guerre, en 1918, elle devient son assistante à l'Institut du radium. Elle est chargée de la formation des ingénieurs en chimie nucléaire, et c'est ainsi qu'elle rencontre son futur mari, Frédéric Joliot. De leur union naîtront deux enfants, Hélène en 1927 et Pierre en 1932. À l'image de Pierre et Marie Curie, ils travaillent main dans la main, passionnés par le but qu'ils se sont fixés : découvrir la radioactivité artificielle, en transformant un élément stable en élément radioactif. Ils y parviennent en 1934, peu de temps avant le décès de Marie Curie, et se voient récompensés d'un prix Nobel de chimie l'année suivante. Un pas important vers la fission nucléaire vient d'être franchi (phénomène qui, par un éclatement d'un noyau stable en plusieurs noyaux plus légers, induit un dégagement de chaleur).

Irène Joliot-Curie devient directrice de l'Institut du radium en 1946, puis commissaire à la Commission de l'énergie atomique, et obtient la chaire de physique générale et radioactivité précédemment occupée par sa mère. Elle décède en 1956 d'une leucémie, due à une surexposition aux rayons radioactifs tout au long de sa vie.

LA FONDATION CURIE : DÉVELOPPER DES TRAITEMENTS INNOVANTS CONTRE LE CANCER

L'Institut du radium, créé en 1909, représente un important pôle de recherche et de soins pour le développement de la radiothérapie. Les efforts constants de Marie Curie et de Claudius Regaud pour trouver des fonds débouchent sur la création de la Fondation Curie, en 1920. Cette fondation, reconnue d'utilité publique l'année suivante, poursuit deux objectifs : financer les activités de l'Institut du radium et participer au développement de son unité thérapeutique. En 1922, un dispensaire est construit rue d'Ulm, tandis qu'en 1932, une donation anonyme permet la construction de nouveaux laboratoires de biologie.

Lorsqu'en 1935, Irène Joliot-Curie est couronnée du prix Nobel, les malades du cancer affluent à l'Institut et, rapidement, un nouveau bâtiment s'impose : ce sera l'hôpital Curie, ouvert en 1936 et agrandi en 1956. En 1965, une polyclinique de huit étages voit le jour à l'emplacement du dispensaire puis l'Institut du radium et la Fondation Curie fusionnent en une seule entité en 1970 : l'Institut Curie. Celui-ci possède une triple vocation pour agir sur tous les fronts : la recherche, l'enseignement et, bien entendu, le traitement du cancer. Le 1er janvier 2010, les enjeux du cancer devenant de plus en plus importants, l'Institut Curie fusionne avec le centre René Huguenin, devenant l'un des plus importants pôles de cancérologie d'Europe.

DES APPLICATIONS EN GÉOCHIMIE ISOTOPIQUE...

La découverte du radium n'a pas seulement eu des répercussions sur l'avancée de la médecine. En raison de sa capacité à émettre un rayonnement, il est employé dès le début du XXe siècle pour produire des peintures radioluminescentes : les sels de radium, associés à du sulfure de zinc et incorporés à de la peinture, émettent une lumière peu intense mais continue. Réveils et pendules fluorescents sont ainsi produits en masse et commercialisés à grande échelle. De même, le radium est fréquemment utilisé pour le balisage nocturne.

Mais l'avancée scientifique la plus frappante – outre l'usage médical – est sans nul doute la datation de certains éléments comme les os humains, qui ont ce qu'on appelle une « période de radioactivité » (laps de temps durant lequel ils sont radioactifs), due aux isotopes qu'ils contiennent(les parties stables, notamment le carbone 12 et le carbone 14). Ainsi, il suffit de mesurer quelle quantité de carbone ces éléments ont perdue par rapport à leur masse atomique relative de référence afin de parvenir à dater leur origine et les situer dans le temps.

...ET DES RAVAGES AUSSI

L'utilisation du radium a fait de nombreux ravages lorsque son usage s'est popularisé. Les ouvrières qui fabriquaient les montres aux aiguilles luminescentes, dans les usines américaines, appelées par la suite *radium girls*, n'ont compris que trop tard les dangers du radium : ainsi léchaient-elles leur pinceau à plusieurs reprises, pour l'effiler ou l'épointer avec la langue ou les dents. Si personne ne les avait mises en garde, leurs supérieurs se tenaient toujours soigneusement à l'écart de la substance nocive. Elles s'amusaient avec la peinture et peignaient parfois leurs ongles ou leurs lèvres avec un peu de radium et de colle, pour surprendre leur petit ami dans le noir. 43 d'entre elles en sont mortes quelques années plus tard, d'autres ont été atteintes d'anémie, de fractures osseuses, voire de nécroses de la mâchoire.

On vante aussi, très tôt, les effets « rajeunissants » et embellisseurs du radium sur l'éclat du teint. Il n'en faut pas plus pour que l'industrie cosmétique diffuse des pommades, compresses et ampoules buvables, à l'image de la célèbre crème de beauté *Tho-Radia*, dont le flacon arbore la mention « selon la formule du docteur Alfred Curie ». Ce dernier n'a aucun lien avec le couple de savants, mais le nom fait vendre et rassure les consommatrices. On croit le radium totalement sûr. Aussi la revue médicale *Radium* affirme-t-elle en 1916 que cette substance n'est en rien toxique et que notre organisme l'accepte naturellement.

RADIUM GIRL

L'ouvrière Grace Fryer (1899-1933) a été la première *radium girl* à oser protester contre la société qui l'employait. Ses collègues craignaient en effet que l'affaire, largement relayée par les médias, soit néfaste à leur réputation. Une fois la démarche entreprise par Grace Fryer, il faut la participation de cinq ouvrières et pas moins de deux ans d'acharnement pour trouver un avocat prêt à les défendre, afin que l'affaire soit entendue. Les plaignantes ont chacune pu être indemnisées à hauteur de 10 000 dollars, et des normes de sécurité industrielles ont été mises en place, au nom de la sécurité des travailleurs et pour leur garantir le droit de se retourner contre des employeurs frauduleux.

Le radium est alors utilisé pour traiter tout et n'importe quoi, des troubles cardiaques à l'impuissance en passant par la déprime. Difficile de chiffrer les victimes innocentes de ces abus, mais il est certain que le fait de l'avoir introduit dans la vie quotidienne a contribué à de nombreux cas de leucémies et autres troubles sanitaires : malformations et retards mentaux chez les nouveau-nés, hausse du nombre de maladies génétiques, cancers des os de type sarcome, etc.

MARIE CURIE, PREMIÈRE FEMME PROFESSEURE À LA SORBONNE ET DEUX FOIS PRIX NOBEL

À 39 ans, Marie Curie est la première femme à acquérir le titre de professeure dans la prestigieuse université de la Sorbonne, reprenant la chaire tenue précédemment par son mari. Qui plus est, elle est plutôt jeune pour ce type d'enseignement. Par cette place et par son double titre de lauréate au prix Nobel, elle devient un véritable modèle d'émancipation pour les femmes et acquiert une solide légitimité parmi les scientifiques et intellectuels. La transgression a toujours fait partie intégrante de sa vie : née sous l'occupation russe en Pologne, elle a appris à défier l'autorité en participant à l'éducation clandestine. Les études supérieures sont interdites aux femmes dans son pays ? Qu'à cela ne tienne, elle apprend le français et part pour Paris !

Sa condition de femme n'a jamais arrêté Marie Curie, qu'elle surprenne, étonne ou se mette à dos ses détracteurs. Elle est un modèle avant tout pour ses filles, en leur prouvant qu'une femme peut parfaitement s'en sortir seule, quelles que soient les circonstances. Ses enfants suivront le chemin qu'elle a tracé puisque, si Irène remporte à son tour le Nobel en 1934, Ève, de son côté, devient une brillante femme de lettres et journaliste – la seule de la famille. Son ouvrage sur sa mère, *Madame Curie*, paraît en 1938 et se pose immédiatement en best-seller.

Le travail des époux Curie, le génie et le dur labeur dont ils ont fait preuve, résonne encore bien après leur mort. En effet, en 1995, le président François Mitterrand (1916-1996) a demandé expressément que les corps de Pierre et de Marie, jusqu'alors inhumés à Seaux, soient transférés au Panthéon. Il faut savoir que Marie Curie est la seconde femme à y être inhumée : la première n'est autre que Sophie Berthelot (1837-1907), femme du scientifique Marcellin Berthelot (1827-1907). Les deux couples ont d'ailleurs leurs sépultures côte à côte.

Le cercueil de Marie Curie, décédée rappelons-le d'une leucémie radio-induite, avait été conçu à sa mort pour préserver l'entourage de toute radioactivité. Trois couches y sont superposées : une de bois en extérieur, une autre de plomb à l'intérieur, puis encore une en bois. En 1995, les spécialistes ont mesuré la radioactivité qui pouvait en émaner, se rendant compte qu'elle était finalement faible. Néanmoins, par mesure de précaution, Marie Curie repose toujours dans un cercueil entouré de plomb.

- Marya Sklodowska naît en 1867 à Varsovie, au sein d'une famille animée par l'esprit de connaissance, la passion de la physique et des mathématiques. Enfant précoce, elle sait lire à l'âge de 4 ans et s'intéresse d'abord aux mathématiques. Mais la domination russe en Pologne se fait sentir lourdement et, si elle bénéficie d'un enseignement imposé, les portes de l'Université lui sont fermées.

- Elle passe sa jeunesse en Pologne où elle devient préceptrice pour une famille de cultivateurs. Là, elle peut se consacrer pleinement à l'instruction clandestine, prenant en charge des groupes de jeunes enfants polonais qu'elle souhaite instruire.

- En 1891, elle part pour Paris où elle rejoint sa sœur, qui y achève ses études. Marya entre à la Sorbonne et devient « Marie ». Elle excelle dans tout ce qu'elle entreprend, malgré des conditions de vie très difficiles. Elle fait la connaissance de son mari, Pierre Curie, en 1894. Dès lors, tous deux travaillent main dans la main sur les travaux de recherche de Marie pour sa thèse de doctorat consacrée à la radioactivité, phénomène déjà mis en évidence par Henri Becquerel. Tous trois obtiennent en 1903 le prix Nobel de physique pour leurs travaux à ce sujet.

- Pierre Curie décède brutalement en 1906, et Marie reprend la chaire qu'il tenait à la Sorbonne. Elle devient ainsi la première femme titulaire d'un poste de professeure à la Sorbonne, et poursuit activement ses recherches sur le radium.

- En 1910, elle parvient à isoler pour la première fois le

radium, et est récompensée de cette découverte par un second prix Nobel de chimie en 1911. Parallèlement, elle fonde en 1909 avec Claudius Regaud l'Institut du radium, un pôle destiné à la recherche sur le radium et aux soins de cancérologie.

- Durant la Première Guerre mondiale, Marie Curie met en place des unités de radiographie mobiles en réquisitionnant des voitures équipées de dynamos et de matériel photographique, qui sillonnent l'arrière pour ausculter les blessés et faciliter les soins. À la fin de la guerre, elle reprend ses activités à l'Institut du radium, assistée de sa fille Irène.

- En 1920, elle achète son premier gramme de radium pur grâce aux dons de femmes américaines. Elle leur rend visite en 1921 lors d'un voyage à travers les États-Unis où son action est plébiscitée. Cependant, affaiblie par la maladie due aux irradiations auxquelles elle se soumet depuis 1898, Marie rentre en France épuisée.

- Elle assume sa fonction de professeure à la Sorbonne autant qu'elle le peut et ne cesse de se battre en faveur de l'Institut du radium. Mais, en 1934, elle doit se faire hospitaliser au sanatorium de Sancellemoz, à Passy, en Haute-Savoie. Rongée par la leucémie, elle y décède au mois de juin, cédant sa place à sa fille Irène, devenue Mme Joliot-Curie.

Votre avis nous intéresse !
Laissez un commentaire sur le site de votre librairie en ligne
et partagez vos coups de cœur sur les réseaux sociaux !

POUR ALLER PLUS LOIN

SOURCES BIBLIOGRAPHIQUES

* COLLECTIF, *Le Petit Larousse illustré*, Paris, Larousse, 2003.
* CURIE (Ève), *Madame Curie. Un condensé du livre de d'Ève Curie*, Paris, Sélection du Reader's Digest, 1962.
* FRILLEY (Marcel), « Curie (les) », in *Encyclopédie Universalis*, Paris, Encyclopædia Universalis, tome 17, 2004, p. 1 022-1 028.
* HENRY (Natacha), *Les sœurs savantes, Marie Curie et Bronia Dluska*, Paris, Vuibert, 2015.
* HIMBERT (Marie-Noëlle), *Marie Curie, Portrait d'une femme engagée*, Paris, Actes Sud, 2014.
* LEJEUNE (Dominique), *La France de la Belle Époque*, 1896-1914, Paris, Armand Colin, coll. « Cursus », 2003.
* « Marie Curie Physique et chimie – 1903/1911 », in *upmcf.fr*, consulté le 28 juin 2017. http://www.upmc.fr/fr/universite/histoire_et_personnalites/les_prix_nobel/marie_curie_physique_et_chimie_1903_1911.html
* MONTELLIER (Chantal), *Marie Curie, la fée du radium*, Charleroi, Dupuis, 2011.
* RADVANYI (Pierre), *Les Curie, pionniers de l'atome*, Paris, Belin, coll. « Pour la Science », 2005.
* SAVIGNEAU (Josiane), « La révolution des suffragettes », in *lemonde.fr*, consulté le 04 mai 2017. http://www.lemonde.fr/televisions-radio/article/2015/11/26/la-revolution-des-suffragettes_4817529_1655027.html

SOURCES COMPLÉMENTAIRES

- BERGER (Alphonse), *Le radium et les nouvelles radiations*, Paris, Nouvelle Librairie, 1904.
- CHOUCHAN (Marianne), *Irène Joliot-Curie ou la science au cœur*, Vanves, Hachette, coll. « Livre de poche Jeunesse », 1998.
- COSSET (Jean-Marc), *Radium Girl*, Paris, Odile Jacob, 2013.
- COSSET (Jean-Marc) et HUYNH (Renaud), *Histoires extraordinaires du radium*, Rennes, Ouest France, collection Mémoires, 2011.
- JACQUEMOND (Louis-Pascal), *Irène Joliot-Curie, une scientifique féministe*, Paris, Odile Jacob, 2014.
- PFLAUM (Rosalynd), *Marie Curie et sa fille Irène*, Paris, Belfond, 1996.

SOURCES ICONOGRAPHIQUES

- Marie Curie, vers 1903. La photo reproduite est réputée libre de droits.
- Pierre et Marie Curie, 1903. La photo reproduite est réputée libre de droits.
- Henri Becquerel, XIXe siècle. La photo reproduite est réputée libre de droits.
- Électromètre à quadrants de Pierre Curie. © Science Museum London/Science and Society Picture Library.
- Pierre et Marie Curie dans leur laboratoire, vers 1904.La photo reproduite est réputée libre de droits.

www.50minutes.fr

Éditeur responsable : Lemaitre Publishing
Avenue de la Couronne 159 | BE-1050 Bruxelles
info@lemaitre-editions.com

ISBN ebook : 978-2-8062-6682-8
ISBN papier : 978-2-8062-6683-5
Dépôt légal : D/2017/12603/582
Photo de couverture : © Press Illustrating Service, New York City – Wikimediacommons.com

Conception numérique : Primento,
le partenaire numérique des éditeurs.